Dr ALBÉRIC BOUCHET

LA MÉTRITE

SON TRAITEMENT

AVEC UNE PRÉFACE

DU

Professeur STÉPHANE LEDUC

et un exposé de la théorie des ions
et de l'électro-ionisation

PARIS

JOUVE & Cie, ÉDITEURS

15, rue Racine (VIe)

1912

LA MÉTRITE

SON TRAITEMENT

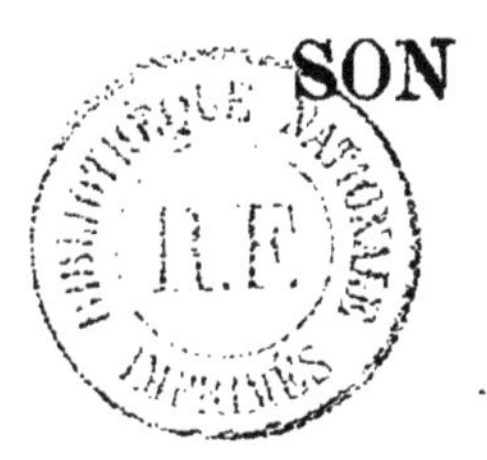

DU MÊME AUTEUR

Étude sur une méthode nouvelle de calorimétrie clinique (Dugast, éditeur. Nantes, 1903).

Étude sur l'action physiologique de quelques ions, et en particulier de l'ion adrénaline (en collaboration avec le professeur St. Leduc *in* Communication à l'Association française pour l'avancement des sciences, 1903).

L'Électro-thérapeutique des ions (le Courrier médical, n° du 7 décembre 1906).

La Thérapeutique des ions (Technique générale, *Journal des Praticiens*, n° du 19 janvier 1907).

La Thérapeutique des ions : traitement de l'urétrite blennorragique (Journal des Praticiens, n° du 9 février 1907).

La Thérapeutique des ions : traitement de la métrite blennorragique (Journal des Praticiens, n° du 23 février 1907).

L'Ion zinc dans les infections gonococciques (la Presse médicale du 30 décembre 1907).

Des Ions (Journal des Médecins, décembre 1908).

Des Ions (Journal des Médecins, janvier 1909).

L'Électro-ionisation dans l'urétrite blennorragique (Journal des Praticiens, avril 1911).

Dᵣ ALBÉRIC BOUCHET

LA MÉTRITE

SON TRAITEMENT

AVEC UNE PRÉFACE

DU

Professeur Stéphane LEDUC

et un exposé de la théorie des ions
et de l'électro-ionisation

PARIS

JOUVE & Cⁱᵉ, ÉDITEURS

15, rue Racine (VIᵉ)

1912

PRÉFACE

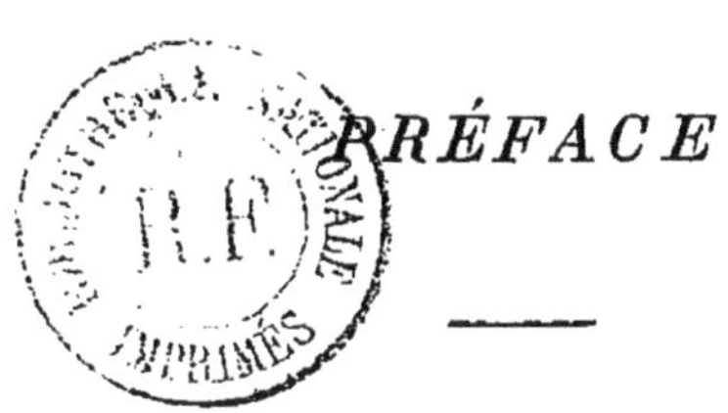

———

Le séjour à mon laboratoire du Dr Albéric Bouchet, m'a laissé le souvenir d'un travailleur sérieux, l'esprit toujours ouvert, ardent à apprendre et fort judicieux, assez indépendant pour se former des opinions personnelles, mais écoutant cependant avec modestie et déférence toutes les observations et examinant avec attention toutes les objections.

Il y a fait une étude expérimentale très soignée des ions, de leurs propriétés physiologiques et médicamenteuses; il est devenu un praticien impeccable.

Le Dr Albéric Bouchet a ainsi appris à connaître toute l'importance médicale de cette méthode qui permet d'introduire dans une région déterminée, à travers la peau et les muqueuses intactes, des médicaments actifs, et d'imprégner localement les tissus de ces médicaments, à un degré qui dépasserait de beaucoup les doses mortelles, s'il s'étendait à tout l'organisme.

Les actions de certains ions sont véritablement merveilleuses. C'est ainsi que l'ion zinc, introduit par une aiguille de zinc enfoncée dans un gros anthrax, dans un énorme furoncle, amène, du jour au lendemain, une résolution complète avec disparition de la douleur, de l'inflammation et de la tumeur. C'est l'exemple le plus visible de l'action de l'ion zinc contre les infections et les inflammations.

Le Dʳ Albéric Bouchet a parfaitement raison, en affirmant que le traitement par l'ion zinc des métrites en général, et en particulier de la métrite gonoccocique, est le traitement le plus sûr, le plus simple et surtout le moins dangereux, car appliqué dans de bonnes conditions, il est toujours efficace et ne peut entraîner ni accidents ni complications.

Il m'est très agréable de présenter aux lec-

teurs, un livre faisant connaître, dans d'excel-
lents termes, une méthode thérapeutique dont
j'ai une si haute appréciation.

Dr **Stéphane Leduc**
Professeur à l'École de médecine de Nantes.

LA MÉTRITE

SON TRAITEMENT

INTRODUCTION

Étude sans prétentions didactiques, mais simplement consciencieuse d'un traitement véritablement spécifique, d'une maladie si dangereuse, qu'*on ne doit pas en rire*, comme l'a dit Verchère, *puisqu'il faut savoir qu'on en meurt*, cette monographie est, dans son ensemble, destinée aux médecins.

La théorie des ions, en effet, et les méthodes pratiques qui en dérivent sont en général ignorées ou tout au moins méconnues d'un grand nombre de praticiens, excellents sans doute, mais étrangers aux applications thérapeutiques de l'électricité : elles méritent mieux, et c'est pour les faire mieux connaître et partant mieux apprécier, que nous avons essayé d'en faire ici une exposition simple et précise.

On remarquera, toutefois, que nous nous sommes efforcé de décrire en un langage sans recherches, dépourvu de tout apprêt et le plus possible de tout terme scientifique, l'anatomie et la physiologie normales de l'utérus et de ses annexes, la pathogénie de la métrite, ses conséquences individuelles et sociales. C'est que, cédant au mouvement entraînant de tous ces travaux, conçus dans les meilleures intentions de vulgarisation scientifique et d'hygiène, qui ont été publiés en ces derniers temps, sous la signature ou les auspices de praticiens réputés, sous forme d'opuscules, d'articles de revues ou de grands quotidiens (*le Journal*), pour apprendre à chacun à lutter contre la maladie, pour s'en défendre ou s'en guérir, nous avons voulu rendre intelligible aux intéressées elles-mêmes, la lecture de ce petit livre. Nous sommes à une époque où les malades, l'esprit affiné par la culture moderne, demandent à être éclairées sur la nature de leurs maladies, leurs causes et l'opportunité de leur traitement : c'est un droit auquel il faut savoir souscrire.

Si nous étions parvenu à être assez clair dans nos expressions, pour être compris de celles-ci, et assez convaincant dans nos arguments, pour déterminer quelque collègue, à adopter la pratique de l'électro-ionisation zincique dans le traitement de la métrite, nous aurions la certitude d'avoir fait œuvre utile, *le nombre des balafrées pour hystérectomie en serait sans doute diminué, et celui des mères, augmenté d'autant.*

Dr A. B.

Paris, le 20 décembre 1911.

CHAPITRE PREMIER

A. — Anatomie descriptive de l'utérus
et de ses annexes, trompes et ovaires

L'utérus ou matrice est un organe pyri-
forme aplati d'avant en arrière, mesurant
environ 6 à 7 centimètres en longueur sur 35 à
45 millimètres de largeur, dans ses grandes
dimensions, situé dans le bas-ventre, au
niveau de l'arcade pubienne, *entre la vessie et
le rectum.*

Deux paires de cordons dits *ligaments suspenseurs*, dont deux antérieurs et deux postérieurs, le soutiennent et le fixent dans ses
rapports avec les organes voisins.

Les ligaments *antérieurs dits ligaments
ronds* naissent à droite et à gauche, de
toute la hauteur de ses bords latéraux, se

condensent en cordons aplatis d'abord d'avant en arrière, puis de forme plus arrondie, pour se diriger en décrivant une courbe à concavité antérieure vers les canaux inguinaux dans lesquels ils s'engagent, allant se perdre en s'insérant dans la partie supérieure des grandes lèvres.

Les ligaments *postérieurs*, dits *utéro-sacrés* ou *utéro-lombaires*, se détachent de la paroi postéro-supérieure de l'organe pour aller s'insérer directement au niveau de la troisième vertèbre sacrée et même de la dernière vertèbre lombaire.

Entre ces ligaments antérieurs et postérieurs, se trouve encore une paire de ligaments dits *ligaments larges*, faits de replis péritonéaux, mais qui ne sont en réalité considérés comme suspenseurs de l'utérus que parce qu'ils englobent les ovaires et les trompes, ces dernières étant d'ailleurs en rapport de continuité avec celui-ci.

Les deux angles supérieurs de la matrice se prolongent en effet en deux tubes étroits dits *trompes de Fallope*, d'un diamètre de 4 à 8 millimètres environ sur une longueur de 12 centimètres, qui se dirigent vers deux organes symétriques à droite et à gauche dits *ovaires*, corps charnus du volume et de la forme d'une amande, près desquels ils s'épanouissent en forme de *pavillon* frangé.

En dehors de ces rapports directs avec les ovaires par l'intermédiaire des trompes, l'utérus tapissé sur son sommet et en partie sur ses faces antérieure et postérieure par le péritoine, vaste membrane séreuse composée d'un feuillet pariétal en contact avec les parois abdominales et d'un feuillet viscéral qui enveloppe plus ou moins complétement les organes logés dans le ventre, n'a aucune communication avec ces derniers.

Par contre, il communique directement avec l'extérieur par sa partie inférieure ou *col*, qui s'abouche au vagin, à l'intérieur duquel il forme une saillie de 1 centimètre de longueur environ, dite *museau de tanche*.

Le vagin lui-même, canal membraneux

d'une longueur de 10 à 12 centimètres, à parois très extensibles appliquées l'une contre l'autre à l'état de vacuité, s'épanouit en un orifice externe fermé par l'application l'une contre l'autre encore d'une double paire de replis cutanés dits, les plus petits, *petites lèvres* ou *nymphes* et les plus grands, *grandes lèvres*.

La *configuration interne de l'utérus* répond assez fidèlement à sa morphologie externe.

L'épaisseur de sa paroi étant en moyenne de 5 à 8 millimètres suivant les parties considérées, le *volume libre moyen de sa cavité* est de 4 à 8 centimètres cubes environ à quelques variantes près en plus ou moins, suivant qu'il s'agit d'un utérus multipare ou nullipare.

Quant à l'orifice des trompes de Fallope, il mesure environ 1 millimètre de diamètre.

Le tissu composant de *l'utérus* est *un tissu musculaire* formé d'un feutrage serré de fibres lisses disposées en une couche moyenne de faisceaux entrecroisés dans tous les sens, comprise elle-même entre une couche externe et interne de faisceaux longitudinaux et transversaux.

La surface interne de l'utérus est tapissée comme celle de tous les autres organes d'une membrane de recouvrement dite *muqueuse endothéliale.*

Au niveau du corps de l'utérus, cette membrane de recouvrement d'un *aspect blanc rosé*, épaisse de 1 à 2 millimètres, présente une surface plane et unie sans la moindre saillie, mais criblée d'une multitude de pertuis, orifices de prolongements en culs-de-sac de sa trame qui s'enfoncent dans l'épaisseur des faisceaux musculaires, formant ainsi autant de glandes *en tubes* qui, en raison tant de leur profondeur de pénétration que de la densité du feutrage, font que *muqueuse endothéliale et couche musculeuse sous-jacente s'unissent en adhérences intimes.*

A l'examen microscopique, cette muqueuse se montre formée d'un seul plan de *cellules cylindriques à cils vibratiles,* disposées sur

1.

une membrane conjonctive dite *membrane basale.*

Au niveau du col, l'aspect se modifie. De couleur plus pâle la muqueuse se ride, devient légèrement papilleuse, présentant d'ailleurs comme à la surface du corps utérin de multiples pertuis, orifices encore des prolongements en culs-de-sac de sa trame qui s'enfoncent encore dans le feutrage musculaire, mais pour y former cette fois, non plus des glandes en tubes simples, mais *des glandes en grappes*, c'est-à-dire en tubes ramifiés.

De plus, *vers le tiers inférieur du col*, les cellules cylindriques à cils vibratiles diminuent graduellement de hauteur pour passer insensiblement au type de cellule épithéliale pavimenteuse, formant alors un *épithélium pavimenteux stratifié* analogue à celui qui tapisse la surface du museau de tanche et le vagin.

Cet épithélium pavimenteux, tant cervical que vaginal, *ne présente pas de glandes*, mais seulement des papilles nerveuses peu sail·

lantes d'ailleurs, toute la paroi vaginale étant d'autre part sillonnée de *rides et de plis transversaux*, marqués surtout dans sa moitié inférieure.

La vascularisation de l'utérus est des plus riches.

Les artères provenant des hypogastriques (utérines) et de l'aorte (utéro-ovariques) s'anastomosent et pénètrent en s'enroulant en tire-bouchon (artères hélicines) dans le corps de la matrice.

Les veines multiples et volumineuses ramènent le sang dans les veines épigastriques et iliaques internes.

L'innervation non moins riche, faite d'un réseau serré de filets émanés des ganglions du sympathique et même des troisième et quatrième nerfs sacrés, *procédant ainsi du grand sympathique et du système cérébro-spinal*, établit les relations les plus étroites entre l'utérus et les autres parties de l'organisme.

B. — Physiologie de l'utérus
et de ses annexes trompes et ovaires

Au point de vue fonctionnel, l'utérus est *l'organe de la gestation :* par ses trompes, il recueille des ovaires, l'ovule arrivé à maturité, le loge uue fois fécondé, le nourrit pendant son développement et l'expulse quand il est arrivé au terme de son évolution.

Mais la fécondation de l'ovule n'est pas un phénomène nécessaire, et il y a lieu d'envisager la physiologie de l'utérus au point de vue de la *menstruation* et au point de vue de la *grossesse.*

Tous les vingt-huit jours environ, un ovaire expulse un ovule qui recueilli par une trompe de Fallope tombe en suivant son *canal (oviducte)* dans la cavité utérine. En même temps, la région lombaire et la moelle épinière tout entière deviennent sensibles avec répercussions douloureuses variées (céphalalgies, gastralgies, névralgies, etc.), tandis que la matrice se congestionne et laisse échapper par le col et le vagin un flux de sang mélangé de mucus : *c'est le flux cata-ménial*, ou hémorragie menstruelle, ce sont les *règles ou époques*, c'est le *phénomène de la menstruation qui se produit toutes les fois que l'ovule n'est pas fécondé par un sperma-tozoïde.*

Le mécanismè de cette extraordinaire extra-vasion sanguine peut trouver son explication dans ce fait que les fibres musculaires lisses contenues dans les ligaments larges compri-meraient violemment à cette époque les vais-seaux sanguins venant de l'utérus qu'ils embrassent dans leur lacis, s'opposant ainsi à la circulation en retour sans nuire à l'afflux par les artères qu'ils enlacent aussi, mais qui grâce à leur disposition et à leur résistance ne seraient que peu ou pas modifiées par la compression.

Aussi bien cette extravasion pourrait-elle être due à la chute ou *mue de l'épithélium cylindrique* qui se produit aussi à cette époque, pour laisser à nu nombre de petits canaux vasculaires, qui en raison de la turgescence générale momentanée des organes, se rompraient et donneraient lieu à une hémorragie plus ou moins abondante.

En tout cas, *deux faits sont à retenir dans le phénomène du flux cataménial : hémorragie et mue de l'épithélium cylindrique.*

Quand l'ovule tombé de l'ovaire trouve au cours de son cheminement vers l'utérus un spermatozoïde au niveau d'une trompe de Fallope, les choses se passent tout autrement. *Ovule et spermatozoïde fusionnent alors pour donner naissance à l'œuf fécondé* qui entre immédiatement en voie de segmentation, c'est-à-dire d'évolution.

Mais dans ces conditions, la muqueuse utérine, au lieu de se desquamer, bourgeonne en nombreuses villosités entre lesquelles l'œuf vient en quelque sorte se nicher à son arrivée dans la matrice, *et ni sang ni mucus ne sont extravasés.* Il en est ainsi tout le temps que dure l'évolution de l'œuf, soit neuf mois, car par l'intermédiaire du placenta, œuf et utérus entrent en communion vasculaire intime et *tout se passe comme si la fonction menstruelle était suspendue.* L'utérus augmente progressivement de volume par hypertrophie et multiplication de ses fibres, jusqu'à ce que le fœtus arrivé à terme, des contractions réflexes lui permettent de l'expulser.

Après cette expulsion, la muqueuse utérine apparaît rougeâtre et déchiquetée : *sa surface est dépourvue de son revêtement normal d'épithélium à cils vibratiles, celui-ci n'existant plus qu'au niveau des culs-de-sac glandulaires, d'où il ne tarde pas d'ailleurs à proliférer activement, pour aboutir six semaines après environ à la reconstitution intégrale de la muqueuse tout entière.*

Puis, l'utérus régresse vers ses dimensions antérieures, comme par une fonte de ses fibres musculaires, et tout rentre dans l'ordre pour reproduire à la prochaine chute de l'ovule le tableau du flux cataménial ou de la grossesse, suivant que cet ovule sera ou non fécondé.

Toute la physiologie de l'utérus est dans ces deux phénomènes : flux cataménial et grossesse. Leur connaissance précise, jointe à celle des données anatomiques précédemment exposées, permet de se rendre compte de la fragilité de l'organe, de ses annexes (trompes et ovaires)et de ses fonctions.

Suspendus en effet dans la cavité abdominale à la façon d'une corbeille, contigus à des organes tels que la vessie et le rectum, susceptibles de variations de volume fréquentes, en connexion intime avec le péritoine, membrane séreuse de la plus grande fragilité, rattachés à l'appareil circulatoire par un abondant réseau d'artères et de veines, au système nerveux sympathique de la vie végétative, comme au système nerveux cérébrospinal de la vie de relation, exposés aux infections provenant du monde extérieur par la voie vaginale, en état d'activité continue, tout les prédispose à la maladie.

Encore faut-il ajouter que ces prédisposi-
tions se trouvent considérablement accen-
tuées du fait qu'en dehors de la grossesse et
de l'évolution menstruelle qui ne sont pas
des maladies, mais des phénomènes normaux,
ces organes sont en voie d'évolution continue ayant en quelque sorte une vie propre,
s'étendant de la puberté à la ménopause,
encadrée dans la vie de la femme.

Aussi la pathologie des organes sexuels
féminins doit-elle comprendre, en outre de
l'étude de leurs troubles anatomiques et fonctionnels, celle des troubles de leur évolution.

CHAPITRE II

Pathologie utéro-annexielle. — La métrite, anatomie pathologique et pathogénie

A. — *Maladies résultant des troubles de l'évolution utéro-annexielle.*

C'est à l'origine de sa vie génitale et à son terme que la femme est le plus affectée dans ses organes sexuels et par contre-coup dans son état général.

Il n'en est peut-être pas une, en effet, qui vers l'âge de douze ou treize ans ne souffre de cette anémie toute spéciale, dite *chlorose*, en raison du teint verdâtre qu'elle imprime au visage.

Toutes les fonctions de l'organisme sont alors profondément troublées : l'appétit est nul ou capricieux, les digestions se font mal, la constipation opiniâtre (rarement de la diarrhée), l'haleine est courte, l'essoufflement se montre au moindre effort, parfois une petite toux sèche et quinteuse qui en imposerait pour de la tuberculose au début apparaît le matin, le système nerveux est déprimé, anéanti, quoique très irritable, les facultés intellectuelles elles-mêmes semblent s'obnubiler, le caractère change, tourne à la mélancolie et à la tristesse... c'est l'âge de la puberté, et tous ces désordres profonds sont dus à l'entrée en fonction des organes sexuels.

Restés jusque-là à l'état d'organes inertes, utérus, trompes et ovaires, commencent alors à vivre d'une vie propre, pour leur compte personnel. Les ovisacs se gonflent, les ovaires se congestionnent, un ovule est expulsé, tombe dans la cavité utérine qui devient elle-même le siège d'une poussée congestive et saigne.

Quoi d'étonnant à ce qu'une fonction aussi

bruyante ait au premier jour de sa manifestation un retentissement formidable sur les
autres fonctions d'un organisme formant
d'ailleurs un tout aussi homogène et si délicat
que l'organisme féminin !

Quoi d'étonnant à ce que la jeune fille
pâlisse, alors que tout son sang se porte en
quelque sorte sur un seul organe ! Quoi d'étonnant à ce que ses forces s'anéantissent alors
qu'elle perd justement de ce sang, fluide
d'énergie et de vie !

Tout s'explique, tout est normal et physiologique, mais la chlorose n'en est pas moins
une maladie, et il n'en faut pas moins veiller
attentivement à ce que toutes les autres fonctions soient rapidement remises de ce choc
violent, soutenir par tous moyens l'organisme
chancelant, car pour peu qu'on ait l'impru-
dence de vouloir temporiser ou lésiner dans
les soins à donner, l'anémie pernicieuse a
bien vite fait de succéder à la chlorose, et de
ce moment les jours de la jeune femme née
d'hier à la vie sont comptés.

Au terme de sa vie sexuelle, alors que la fonction menstruelle va disparaître, l'organisme de la femme subit encore du fait de cette disparition des troubles considérables, dont quelques-uns calqués sur ceux de la puberté, mais de sens inverse.

De quarante à cinquante ans en effet, quelquefois un peu plus tôt, quelquefois un peu plus tard, la femme sent son appétit devenir nul et capricieux, les digestions se font mal, la constipation est opiniâtre, des bouffées de chaleur lui montent au visage avec un flux de sang qui la congestionne, dilate ses vaisseaux, imprime à ses veines des varicosités (couperose), le système nerveux est irritable, bouillant, avec des phases d'anéantissement, de fatigues excessives, le caractère fantasque avec alternatives de grandes joies et de tristesses profondes irraisonnées... c'est l'âge de la *ménopause*, et tous ces désordres profonds sont dus à la cessation des fonctions des organes sexuels.

Les ovaires épuisés par des ovulations

mensuelles répétées, indurés par les cicatrices multiples que leur a laissées chaque
ovule expulsé, ne sont plus aussi extensibles,
ne se congestionnent plus avec la même faci-
lité,les artères utérines elles-mêmes épaissies,
sclérosées, n'ont plus la même élasticité, de
sorte que le flux menstruel devient irrégulier. Tantôt abondant, prolongé, tantôt
presque nul ou à intermittences rapprochées,
il soustrait de l'organisme des quantités de
sang variables, à des époques irrégulières,
jusqu'à ce que peu à peu, rarement brusque-
ment, toutes pertes soient supprimées.

Dès lors, rien d'étonnant encore à ce que
la suppression d'une fonction aussi impor-
tante ne se traduise dans l'organisme féminin par un déséquilibre de tous les autres
systèmes.

Mais, à l'encontre de ce qui se produit à
l'époque de la puberté, ce n'est pas à un
excès, mais au contraire à un défaut de
dépenses d'énergie vitale que ce déséquilibre
est imputable.

Rien d'étonnant à ce que le visage se boursoufle et s'empâte, se congestionne et fleurisse de rougeurs malsaines : un émonctoire supprimé provoque le reflux dans l'économie de toutes les impuretés dont il favorisait naguère l'issue. Rien d'étonnant à ce que le caractère devienne acariâtre, méchant, emporté, un excès d'énergie coule dans les veines, surchauffe et intoxique en quelque sorte les centres nerveux.

Tout s'explique encore, tout est normal et physiologique dans la ménopause, mais celle-ci n'en est pas moins une maladie, et il n'en faut pas moins veiller attentivement à ce que l'équilibre de l'organisme qu'elle ébranle soit aussi vite rétabli que possible.

A ce tournant difficile de son existence, la femme ne doit rien négliger dans les soins à prodiguer à sa santé ; toute incurie à cet endroit aurait vite fait d'entraîner les plus graves complications : maladies de peau, hystérie, congestions cérébrales, paralysie, etc.

B. — *Maladies résultant*
des troubles anatomiques et fonctionnels
utéro-annexiels

Les maladies résultant des troubles anatomiques des organes sexuels peuvent être congénitales ou acquises.

Congénitales, elles résultent de malformations antérieures à la puberté. C'est l'utérus didelphe (cavité utérine divisée en deux par une cloison), c'est l'atrophie plus ou moins complète de l'utérus ou des ovaires, son absence parfois complète, etc..., toutes maladies à peu près incurables, dont l'étude ici ne présente aucun intérêt.

Il n'en est pas de même des troubles anatomiques acquis. Ceux-ci peuvent se manifester soit dès la puberté, soit au cours de la vie sexuelle, soit à l'occasion d'une grossesse, d'une chute, ou même sans cause appréciable, et en réalité dans tous les cas, tout trouble anatomique des organes sexuels entraînant fatalement des troubles fonctionnels, il convient de grouper dans une même étude les maladies de la femme relevant de troubles anatomiques et fonctionnels de ses organes.

Au premier rang des maladies de la femme résultant de troubles anatomiques et fonctionnels de ses organes sexuels, pouvant être l'origine de toutes les autres ou toutes les résumer, se trouve *la métrite*.

Aménorrhée (suppression des règles), dysménorrhée (règles douloureuses), ménorragies (hémorragies menstruelles), métrorragies (hémorragies en dehors des règles), salpingite (inflammation des trompes), ovarite (inflammation des ovaires), fibrome (développement anormal et irrégulier de l'utérus), cancers de l'utérus, tout peut provenir de la métrite ou l'accompagner. Il n'est pas jusqu'aux versions utérines (antéversions, rétroversions, latéroversions, etc.), qui ne soient la conséquence de la métrite où l'accompagnement.

Aussi ne saurait-on mieux faire dans un travail concis comme celui-ci, écrit dans un but essentiellement utilitaire, que de consacrer un chapitre spécial à l'étude de la métrite et de ses conséquences individuelles et sociales, puisque c'est d'autre part *la maladie de beaucoup la plus fréquente chez la femme, et, il faut aussi le dire, la plus mal soignée.*

C. — *La métrite. — Anatomie pathologique et pathogénie.*

La métrite est l'inflammation de l'utérus : or, si on sait que l'inflammation en général est une réaction nerveuse, sorte de réponse d'un organe touché par l'action irritante d'un agent physique, chimique ou organique, *qui se traduit par un afflux de sang dans la région lésée avec troubles trophiques aboutissant aux phénomènes de prolifération et*

d'extravasion cellulaire, cette simple définition permet de prévoir les phénomènes locaux
de la métrite et leurs causes.

L'irritation déterminante de la phlegmasie
provient le plus souvent du monde extérieur,
mais la matrice, du fait de son inclusion dans
la cavité abdominale, se trouve largement
protégée vis-à-vis de celui-ci et ce n'est en
réalité que du côté de sa cavité en communication avec le dehors par le col et le vagin
que peut se produire cette irritation. C'est
donc *du côté de la muqueuse endothéliale que
doit se manifester d'abord l'inflammation de
l'utérus, la métrite.*

On ne retrouve plus en effet dans l'utérus
enflammé l'aspect blanc rosé de sa muqueuse
normale, mais au contraire une teinte rouge
plus ou moins foncé, lie de vin, une muqueuse
épaisse, parsemée d'ecchymoses multiples, à
surface non plus lisse, mais boursouflée de
bosselures mollasses avec des végétations
nombreuses, fongosités ou villosités suivant
leur forme, sortes de polypes muqueux pédi-

culés ou sessiles, toute une fange en un mot qui au moindre grattage se décolle et se détache du feutrage musculaire sous-jacent.

En y regardant de plus près, on peut voir *les glandes en tubes, élargies,* flexueuses, moniliformes, s'enfoncer plus profondément dans les fibres musculaires tandis que les cellules cylindriques à cils vibratiles qui tapissent leur intérieur sont elles-mêmes gonflées et déformées, certaines même en voie de segmentation.

Au niveau du col, où les glandes ne sont plus simples mais en tubes ramifiés, ces lésions sont aussi marquées, aboutissant de plus par oblitération de leur orifice et continuation de leur prolifération interne à *la formation de véritables kystes* de la grosseur d'un grain de millet ou de noisette dits *œufs de Naboth*.

Au niveau de sa portion vaginale, le col présente un épithélium pavimenteux stratifié, semé de *polypes muqueux,* de *plaques érosives* et de *déchirures*.

2.

Ainsi se passent les choses du côté de la muqueuse à l'origine de l'inflammation utérine. Sans remède apporté à ce premier stade, le feutrage musculaire ne tarde pas à être atteint lui-même, ses éléments fibrillaires s'œdématient, s'infiltrent, se laissent disséquer par des amas de cellules embryonnaires et le tout aboutit bientôt à l'hypertrophie de l'organe tout entier.

Dans la métrite, le fait est certain, les lésions inflammatoires se manifestent donc du côté de la muqueuse endothéliale de la matrice. Mais, comme celle-ci n'est exposée qu'aux injures du monde extérieur avec lequel elle communique par le col et le vagin, quelle peut être la nature des agents irritatifs susceptibles de la toucher par cette voie ?

Réserves faites pour certains types de métrites rares et d'ailleurs légères, procédant de réflexes partis d'autres organes irrités, il faut bien reconnaître qu'en la circonstance, seuls les agents organiques, c'est-à-dire microbiens, peuvent être mis en cause.

On a bien pu décrire autrefois des métrites traumatiques imputées à la violence de manœuvres abortives ou d'accouchement, mais à l'heure actuelle la notion d'infection domine toute la pathogénie de la métrite, et les agents irritatifs d'ordre physiologique, physique ou chimique, ne peuvent être pris en considération qu'au titre de causes favorisantes ou prédisposantes de l'infection microbienne.

Aussi tous les auteurs sont-ils aujourd'hui d'accord pour considérer les métrites comme des maladies infectieuses, et pour ce qui est notamment de la métrite blennorragique, de beaucoup la plus fréquente et presque la seule existante, puisque depuis l'ère antiseptique la métrite post-puerpérale ne s'observe presque plus, la métrite tuberculeuse ou syphilitique demeurant d'autre part fort rare, *le rôle spécifique du gonocoque* a nettement été mis en lumière par les travaux de Schwartz, Stemsheider, Brünner et Wertheim.

La cause efficiente de la plupart des

métrites est donc le gonocoque de Neisser.

Quels sont les caractères de cé microbe et par quelle mécanisme peut-il réaliser l'infection utérine ?

Les gonocoques sont des microbes, non de la forme arrondie des cocci comme leur dénomination pourrait le faire croire, mais de la forme d'un rein ou d'un haricot, mesurant de o μ 4 à o μ 6 dans leur diamètre longitudinal.

Dans les examens de liquides purulents, ils se présentent le plus souvent *accolés deux par deux*, se regardant par leur face concave et généralement *inclus* en masse de 10 ou 15 éléments et plus *à l'intérieur d'un globule de pus ou d'une cellule épithéliale.*

Pathogènes pour l'homme seulement, à l'exclusion de tous autres animaux, du moins d'après les tentatives d'inoculation faites jusque-là, ils sont les agents de toutes les manifestations blennorragiques, *urétrite, vaginométrite, salpingite, ophtalmie purulente* de l'adulte ou du nouveau-né, capables même d'engendrer par leur propre migration ou celle de leurs toxines, *des cystites, des endocardites, des arthrites (rhumatismes blennorragiques)* et même tout probablement la méningite cérébro-spinale,quoique leur identification dans cette dernière affection ne soit pas encore définitivement établie.

Quant au mécanisme de l'infection utérine par le gonocoque,il demeure des plus simples. *La résistance de l'urétrite blennorragique chez l'homme aux traitements les plus énergiques,* ses tendances et son passage effectif à la chronicité dans la plupart des cas sont faits trop connus. C'est que le gonocoque réalise une infection de l'urètre non pas en surface, mais en profondeur, et non seulement il se trouve inclus dans les cellules épithéliales, comme on le trouve à l'examen bactériologique du pus blennorragique, de ce fait qu'il attaque même sans effraction préalable les épithéliums cylindriques sains, sans que l'épithélium pavimenteux lui soit d'ailleurs infranchissable (Wertheim), mais il

s'infiltre encore dans les fentes interépithé-
liales, allant jusqu'à pénétrer entre les
fibrilles du tissu conjonctif dans le voisinage
des lacunes autour desquelles il forme de
nombreux foyers péri-lacunaires (Finger,
Ghon, Schlaguehaufer). Avec un tel habitat,
on conçoit sans peine que le gonocoque puisse
échapper aux influences médicamenteuses les
plus puissantes, et qu'il ne manifeste sa présence à l'extérieur que par des symptômes
discrets tels qu'un *léger suintement matinal,
une vague sensation de chaleur à la miction, etc. De là l'illusion pour beaucoup de
gens très consciencieux d'ailleurs de se croire
guéris d'urétrites blennorragiques ancien-
nes (1)... et de là aussi la fréquence des
métrites.*

1. Gasgow, *le Péril social* (*New York med. Journ.*,
1911, n° 24). Le péril social que courent les races provient des affections vénériennes et peut-être moins de la
syphilis que de la blennorragie et de ses conséquences,
surtout dans son retentissement sur les organes génitaux
de la femme et dans la production de la stérilité : sur
96 mariages sans enfants, Kehrer a trouvé que quarante
fois la faute en revenait au mari ; d'autres statistiques :

Le mécanisme habituel de l'infection utérine par le gonocoque réside en effet dans le transfert de celui-ci, de l'urètre masculin sur les muqueuses vaginale et utérine, dans l'acte générateur, où l'orgasme vénérien favorise l'évacuation des culs-de-sac glandulaires dont le contenu infecté est entraîné par la liqueur spermatique et projeté au niveau des tissus enflammés et par conséquent en excellent état de réceptivité.

Aussi bien l'histoire de l'infection utérine est-elle celle de toutes les infections.

Dans le mucus utéro-vaginal, le gonocoque trouve un excellent milieu de culture. Il y prolifère abondamment, envahit d'abord l'épithélium pavimenteux du col, puis l'épithélium cylindrique, s'infiltre dans les fentes inter-

celles de Grandin, de Saugas, de Nœggereth, les observations de Juther viennent à l'appui de ce que dit Glasgow.

Il compare l'homme qui se marie ayant encore des gonocoques dans ses organes génitaux, à un voleur et à un meurtrier.

On voit l'importance sociale du traitement sérieux de la blennorragie.

épithéliales, faisant partout élection de domi-
cile et foyer de reproduction, notamment au
niveau des culs-de-sac glandulaires. Irrité
par la présence du microbe, le tissu utérin
s'enflamme tout entier. Les cellules épithéliales augmentent de volume, leur noyau
devient plus gros et leur protoplasma plus
abondant ; puis le protoplasma se segmente
pour former avec chaque débris de noyau,
une masse distincte, une cellule nouvelle :
c'est le phénomène de la prolifération cellulaire, la formation du tissu embryonnaire.

Par voie réflexe, sous l'influence de l'irritation, les petites artérioles se contractent
d'abord, se dilatent et s'allongent ensuite :
les veinules font de même et bientôt le cours
du sang se ralentit à ce niveau. Au fur et à
mesure de ce ralentissement, les leucocytes,
éléments figurés du sang dits globules blancs,
s'amassent sur la paroi interne des vaisseaux entre les cellules pariétales desquelles
ils se glissent pour s'extravaser au dehors,
réalisant le phénomène de la diapédèse d'où

résulte l'exsudat inflammatoire aux dépens duquel se forme le liquide blanchâtre opalin, désigné sous le nom de pus, dont l'écoulement constitue en la circonstance la blennorrhée ou gonorrhée.

La résultante de tout ce processus inflammatoire au niveau de la muqueuse utérine, c'est l'épaississement de cette muqueuse, c'est sa coloration rouge foncé, lie de vin, ce sont les culs-de-sac glandulaires dilatés, etc., *c'est la métrite* avec des lésions pathologiques déjà décrites.

A côté du gonocoque, cause efficiente de la métrite blennorragique, se trouvent d'autres microbes tels que le streptocoque, le staphylocoque et autres saprophytes susceptibles de donner naissance à des phénomènes inflammatoires analogues, soit seuls ou associés aux gonocoques.

Certains auteurs pensent aussi que des maladies infectieuses telles que les fièvres éruptives, la grippe (Gottschalk), des états diathésiques comme la scrofule, l'arthritisme, l'herpétisme, etc., peuvent provoquer ce qu'ils appellent des métrites constitutionnelles. Mais en réalité, il semble bien que ces maladies ou ces diathèses, comme les traumatismes, soient plutôt des causes prédisposantes ou entretenantes des métrites que déterminantes, et, dans la pratique, il faut admettre que la plupart des métrites aiguës ou chroniques reconnaissent pour agent spécifique infectieux et cause efficiente : *le gonocoque*.

CHAPITRE III

Conséquences individuelles et sociales de la métrite

Les conséquences individuelles de la
métrite *découlent des lésions anatomiques de
l'utérus* et en constituent les symptômes.

Groupés par Pozzi sous ce nom de syn-
drome utérin, ces symptômes se décomposent ainsi :

1° *Douleur ;*

2° *Leucorrhée ;*

3° *Modifications de l'écoulement menstruel;*

4° *Troubles de voisinage (rectum, vessie) ;*

5° *Troubles réflexes à distance.*

La douleur dans la métrite comme dans la
plupart des maladies est un phénomène
essentiellement subjectif et par conséquent

susceptible de grandes variations suivant le tempérament des malades. Toutefois son existence est la règle, et les variations dont elle est l'objet ne sont que question de degré d'acuité.

Sensation spontanée d'embarras, de lourdeur dans le bas-ventre, au niveau du siège de l'utérus, telle est sa manifestation commune (v. p. 5). Tiraillements dans les reins, dans la région inguinale, correspondant aux points d'insertion des ligaments suspenseurs (v. p. 5-7) avec irradiations d'ordre réflexe (v. p. 11) dans les cuisses et même les côtes (névralgies crurales sciatiques ou intercostales) s'y associent le plus souvent.

Mais ces douleurs spontanées plus ou moins vives sont sujettes aux plus grandes exaspérations. Pour peu que le rectum soit embarrassé du fait d'une constipation opiniâtre, que la vessie elle-même soit en état de réplétion forcée, la pression que ces organes distendus exercent au niveau de l'utérus enflammé devient bien vite une gêne intolérable. La station debout, la marche, les trépidations d'un véhicule quelconque, automobile, voiture, train, tramway, éveillent dans le bas-ventre des sensations pénibles et même impossibles à supporter. Les rapprochements sexuels eux-mêmes ne peuvent parfois s'accomplir qu'au prix des plus vives souffrances.

La leucorrhée, comme la douleur, et plus que la douleur encore, est un symptôme *variable dans son intensité et dans ses caractères.*

Les pertes de la métrite sont tantôt d'une couleur *blanc jaunâtre et gélatineuses, tantôt transparentes, assez semblables à du blanc d'œuf et empèsent le linge qu'elles tachent :* dans le premier cas, elles proviennent du col de l'utérus ; dans le second, elles proviennent du corps. *Ce serait donc grosse erreur que de tenir les pertes transparentes pour moins redoutables que les pertes épaisses, puisque celles-ci correspondent à une infection moins profonde que celles-là.*

Il est vrai que le plus souvent pertes

épaisses et pertes transparentes se trouvent mélangées, donnant un écoulement jaunâtre ou verdâtre suivant qu'elles sont plus ou moins purulentes, parfois mélangées de stries de sang ou même franchement sanguinolentes.

Toutes ces pertes procèdent des lésions anatomo-histologiques de l'utérus en état d'infection gonococcique (v. p. 36) : le pus provient des leucocytes extravasés hors des vaisseaux, et le sang de la rupture de ces vaisseaux eux-mêmes sous la poussée inflammatoire.

Les modifications de l'écoulement menstruel s'expliquent de la même façon.

Puisque (v. p. 13) le phénomène du flux sanguin cataménial peut être considéré comme dû à la chute ou mue de l'épithélium cylindrique de la muqueuse intra-utérine laissant à nu nombre de petits canaux vasculaires qui, en raison de la turgescence momentanée des organes, se rompent et laissent écouler leur contenu, il est évident que si à cette congestion menstruelle vient s'ajouter une congestion pathologique, l'écoulement sanguin pourra être accru dans des proportions considérables tant en quantité qu'en durée et donner lieu dès lors, soit à *des ménorragies*, soit à *des métrorragies*.

Quoique rare, la suppression totale des règles (*aménorrhée*) au cours de la métrite se produit cependant, *symptôme alarmant de lésions très avancées ou d'une anémie intense*.

Par contre, *la dysménorrhée* est à peu près constante.

De même que les douleurs de la métrite peuvent être exagérées du fait de la réplétion du rectum ou de la vessie, ainsi ces organes, en raison de leur voisinage immédiat avec l'utérus, peuvent-ils subir le contre-coup de l'état inflammatoire de ce dernier. *Douleurs à la miction, sensations de ténesme* et même cystite véritable du côté de la vessie ; ténesme, épreintes rectales, constipation opiniâtre et même entérocolite muco-membraneuse, sont aussi complications fréquentes de la métrite.

De la richesse de l'innervation utérine découlent les troubles réflexes à distance de la métrite.

Ce sont *des migraines*, des douleurs sus-orbitaires, des céphalées en casque ;

Ce sont *des dyspepsies* avec ou sans dilatation d'estomac, des vomissements, de l'anorexie, de l'atonie gastro-intestinale avec tympanisme abdominal ;

Ce sont *des palpitations cardiaques*, parfois de véritables endocardites dans les cas graves ;

Ce sont *des névralgies de siège variable :* faciales, intercostales, crurales, sciatiques, etc., et plus particulièrement sacrées et coccygiennes (coccygodynie) marquées par de vives douleurs au niveau du coccyx dans la station debout et surtout assise ;

C'est enfin au total un *état général spécial dans lequel les malades anémiées, amaigries, affaiblies, indolentes, déprimées, excitables, nerveuses, avec humeur morose et taciturne, crises de larmes et de désespoir, portent un visage au teint terreux, aux yeux cerclés de bistre*, assez spécial et caractéristique pour avoir mérité la dénomination de *facies utérin.*

A noter que *tous ces symptômes* sur lesquels s'établit le diagnostic de métrite *ne se trouvent jamais au complet ou tout au moins bien rarement* chez une même malade. Variables dans leur intensité, ils le sont encore dans la simultanéité de leur apparition, et dans la pratique, *la constatation de quelques-uns seulement d'entre eux* jointe à l'examen des organes (toucher, palper, etc.) *suffit amplement à la justification d'un diagnostic.*

A côté de ces conséquences individuelles immédiates de la métrite, *les complications* possibles, nécessaires même de ses lésions, si remède ne leur est pas apporté en temps voulu, constituent ce qu'on peut appeler *ses conséquences éloignées.*

Le délabrement de la muqueuse utérine, en effet, sous la poussée de l'infection gonococcique, peut s'étendre au tissu *vasculaire* qui

3.

l'irrigue, et suivant leurs symptômes dominants et leur degré, les métrites ont pu à bon droit être distinguées en *métrites catarrhales*, avec pertes abondantes — *exfoliatrices*, avec rejet de membranes — *fongueuses,hémorragiques* avec ménorragies et métrorragies — *parenchymateuses* avec augmentation du volume total de l'organe.

Du fait de la communication de l'utérus avec les trompes de Fallope et les ovaires, *la métrite peut se compliquer encore de salpingite et d'ovarite*, deux affections graves résultant de la propagation de l'infection microbienne à ces organes, au niveau desquels se forment des exsudations séreuses (*hydrosalpinx*), purulentes (*pyosalpinx*) ou hémorragiques (*hématosalpinx*) avec résorption sur place ou plus souvent évacuation de celles-ci soit au dehors par le canal utéro-vaginal,soit dans la cavité abdominale pour infecter tout ou partie du péritoine et donner naissance à des péritonites généralisées ou circonscrites (*pelvi-péritonites*).

*Par propagation aux vaisseaux lympha-
tiques*, l'infection gonococcique peut encore
donner des *lymphangites ;* par propagation
aux veines des *phlébites* et par diffusion dans
les tissus en général, *des suppurations, des
phlegmons et des indurations chroniques.*

Enfin, complication des plus redoutables :
le métrite, comme toute inflammation pro-
longée au niveau d'un organe, *semble déterminer ou tout au moins favoriser le développement du cancer utérin.*

Maladie essentiellement chronique en elle-
même, à marche généralement lente, parfois
rapide, mais toujours de durée indéterminée,
sans tendances vers la guérison spontanée et
de pronostic toujours sérieux, la métrite ne
saurait manquer d'avoir une répercussion
marquée dans la société, proportionnelle
d'ailleurs au rôle important qu'y tient la
femme.

Épouse, maîtresse de maison, mère de
famille, la femme atteinte de métrite

demeure à charge à elle-même et à son entourage : à elle-même, puisque la violence des réactions douloureuses au moindre effort la condamne à renoncer à toute occupation et à rester en proie à l'ennui et aux idées noires qui l'assaillent ; à son entourage, puisque son état maladif réclame de la part de celui-ci les plus grands ménagements.

Dès lors, elle ne peut plus être pour le mari la compagne de plaisir et la parure que ce dernier aime à trouver en elle. Les relations conjugales se tendent jusqu'à la rupture, tandis que souvent la discorde s'installe au logis.

Indifférente à tout ce qui l'entoure, au bon ordre comme à l'économie domestique, la direction de son intérieur lui échappe, en même temps qu'elle s'efforce de se soustraire aux obligations des visites et des réceptions.

Incapable de supporter le bruit des ébats enfantins, et toujours portée avec son humeur morose à draper de noir l'avenir, ses enfants lui sont, petits ou grands, sujets d'ennuis ou d'inquiétudes.

Si les nécessités de l'existence l'obligent à fournir sa quote-part de travail physique ou intellectuel, les affaires qu'elle dirige ont vite fait de péricliter et de sombrer.

Enfin, conséquence sociale plus éloignée, mais non de moindre importance : *la métrite peut entraîner la stérilité*, qui de règle dans les formes graves, demeure fréquente encore dans les formes atténuées, de ce fait que les douleurs et les ennuis marqués qu'elle entraîne font repousser aux malades les risques d'une maternité.

CHAPITRE IV

Traitements de la métrite

En dehors des traitements vaginaux, lavages, pansements, scarifications, igni-punctures, injections interstitielles, massages, columnisation, qui s'adressent plutôt à la vaginite ou tout au plus à l'endo ou péri-cervicite (inflammation du col), on trouve préconisés comme traitements de la métrite :

L'injection intra-utérine ;

Le drainage utérin ;

Le tamponnement ;

Le pansement ;

L'écouvillonnage ;

Les cautérisations chimiques ou électriques ;

Le curettage chirurgical et enfin l'électro-ionisation.

Ces différentes manœuvres ont évidemment pour but immédiat la neutralisation du gonocoque et de ses toxines au niveau de la muqueuse utérine et son expulsion des culs-de-sac glandulaires infectés. Mais si le but est logiquement poursuivi, comme il ressort de la connaissance acquise de l'anatomie normale et pathologique de l'utérus et du processus infectieux de la métrite, est-il du moins réellement atteint?

Il ne faut pas se dissimuler qu'en la circonstance la tâche est difficile à remplir. *Il ne s'agit pas là en effet d'une action antiseptique de surface* analogue à celle qu'on exerce au niveau d'une plaie cutanée, même anfractueuse. Il s'agit *de désinfecter la muqueuse dans son épaisseur même, dans la profondeur de ses infundibula glandulaires* dont l'orifice excréteur est le plus souvent obstrué par un bouchon muco-purulent.

Or, il ne faut pas oublier non plus que les muqueuses en général qui tapissent la cavité des organes ont pour fonction immédiate de garantir ceux-ci contre l'action des agents extérieurs, et c'est un fait connu en médecine que la plupart des médicaments appliqués à la surface de la peau, à l'exception de quelques corps essentiellement volatils comme l'iode ou le mercure, ne sauraient la pénétrer.

Seuls les corps gras, et encore seulement l'axonge, la graisse d'oie, un peu la lanoline, mais presque nullement la vaseline (Sutton) sont doués d'un certain pouvoir de pénétration. Mais, peu d'antiseptiques sont solubles dans les graisses, et quand ils le seraient, il n'est pas prouvé qu'ils fussent susceptibles d'être entraînés avec elles dans leur mouvement de pénétration.

En réalité, toute action antiseptique tentée au niveau de la muqueuse utérine à l'aide d'injections, pommades, crayons, pansements médicamenteux, demeure à peu près illusoire dans le traitement de la métrite gonococcique, et c'est en désespoir de cause que, de l'échec de ces procédés qu'on pourrait appeler de douceur, on en est arrivé à essayer des procédés de violence tels que les cautérisations et le curettage, qui ne visent rien moins qu'à la destruction de la muqueuse infectée.

Mais une courte étude critique de chacun de ces traitements mettra mieux en évidence les causes de leurs insuccès.

Les injections intra-utérines (ne pas confondre avec les injections vaginales), consistent en grands lavages de la cavité de la matrice, après dilatation préalable du col. Les solutions employées, du volume d'un demi-litre environ, sont à base d'antiseptiques tels que l'acide phénique, l'acide picrique, l'eau oxygénée, etc.

L'échec de ce mode de traitement s'explique de lui-même, puisqu'il ne peut prétendre qu'à une action de lavage superficiel qui se borne à *l'entraînement des sécrétions pathologiques* sans opposer la moindre action empêchant leur reproduction.

Le drainage utérin n'agit pas autrement :
il facilite l'écoulement des sécrétions utérines,
évite leur stagnation sur place et diminue
ainsi les chances d'auto-intoxication. Les
instruments spéciaux à l'aide desquels il se
pratique sont de formes variables avec les
auteurs qui les ont préconisés. Les uns sont
des tubes de caoutchouc ou des mèches de
verre filé (Schwartz, 1883) les autres des tubes
d'argent (Millaz) ; d'autres, des tiges d'aluminium, creusées de rainures latérales
(Lefour). Ce ne sont tous en réalité que des
drains utilisés là comme dans les plaies anfrac-
tueuses, mais non avec le même succès, et
pour cause. D'ailleurs leur mise en place et
leur maintien sont difficiles et pénibles pour
les malades, et peuvent provoquer en outre
de véritables poussées congestives plutôt de
nature à aggraver le mal qu'à le guérir.

Le tamponnement, imaginé par Fritsch
(1882), consiste en un bourrage à fond de la
cavité utérine, après dilatation préalable, à

l'aide de bandes de gaze stériles. Il vise et n'aboutit comme le drainage qu'à favoriser par capillarité l'écoulement des sécrétions pathologiques sans être par conséquent plus fertile en résultats thérapeutiques.

Le pansement utérin se pratique comme un pansement ordinaire en appliquant à la surface de la muqueuse infectée, soit des crayons médicamenteux à base d'iodoforme, de sublimé, d'aristol, d'alumnol, d'ichthyol, d'iodol, soit des badigeonnages de teinture d'iode, de perchlorure de fer, de glycérine créosotée, d'éther iodoformé, etc... Dans les métrites légères où l'infection est encore superficielle, il peut donner quelques succès, mais comme les malades ne se décident généralement à se soigner que quand elles souffrent, alors que la muqueuse est profondément attaquée, on doit le tenir pour un petit moyen de traitement.

L'écouvillonnage, préconisé surtout par Doléris, est un véritable brossage de la cavité utérine, à l'aide de brosses ou d'écouvillons analogues à ceux utilisés pour le nettoyage des bouteilles, imprégnés de substances antiseptiques. Employé seul on peut lui reprocher de n'être qu'une demi-mesure puisqu'il déchire la muqueuse sans la détruire et il n'aurait de valeur que comme complément du curettage si celui-ci lui-même en avait, pour arracher les lambeaux incomplètement détachés par la curette et assurer une bonne antisepsie du champ opératoire.

Les cautérisations chimiques réalisées à l'aide de caustiques solides tels que les crayons au nitrate d'argent de Courty, au chlorure de zinc de Dumontpallier, ou à l'aide de caustiques liquides tels que le nitrate acide de mercure, le chlorure de zinc à 5o o/o (Briese et Rheinstater) ou même l'acide nitrique pur ou l'acide phénique pur, très usités en Amérique, répondent bien sans doute au but poursuivi dans le traitement de la métrite : destruction simultanée du microbe et de son habitat... *Mais l'action dépasse le but.* Les caustiques solides, une fois introduits dans l'utérus en détruisent aveuglément, non seulement la muqueuse, mais le parenchyme lui-même (Cornil). Les caustiques liquides causent des douleurs très vives avec lipothymies et vomissements (Pozzi), peuvent fuser dans les trompes et dans le péritoine et engendrer ainsi des péritonites mortelles...

De tels méfaits à l'actif d'une méthode dispensent de toute critique.

Les cautérisations galvaniques renouvelées de Middeldorf et Spiegelberg par Chéron et Apostoli, à l'aide d'électrodes inattaquables telles que le charbon et le platine, diffèrent peu des précédentes, surtout des cautérisations à l'aide de caustiques solides et restent passibles par conséquent des mêmes reproches. Comme elles, elles peuvent attaquer le parenchyme utérin et comme elles aussi produire des eschares profondes laissant après leur chute des cicatrices indurées et rétractiles.

Le curettage chirurgical, imaginé par Réca-mier, fut longtemps abandonné à la suite de ses insuccès, puis réintroduit dans la pratique médicale grâce aux théories de l'antisepsie en Allemagne d'abord par Simon, Olshausen, Kaltenbach, Martin, etc., et en France ensuite par Doléris (1884). De même que les cauté-risations chimiques ou électriques, il vise à la destruction de la muqueuse utérine, sans en avoir l'action destructive aveugle, puisque conduit par des mains expertes il ne saurait attaquer la couche musculeuse qui se fait sentir nettement et résiste sous la curette.

Mais il faut savoir qu'envisagée comme moyen curatif de la métrite, la destruc-tion de la muqueuse infectée est basée sur la propriété déjà signalée (v. p. 15) que possède celle-ci de se reformer par la proli-fération de l'épithélium à cils vibratiles de ses culs-de-sac glandulaires. Ces derniers sont donc supposés être épargnés par la curette qui ne saurait en effet en atteindre les pro-longements dans l'épaisseur du feutrage musculaire. Mais, l'anatomie pathologique nous apprend d'autre part que ces culs-de-sac glandulaires sont aussi l'habitat de prédilection du gonocoque. Comment penser dès lors que de la destruction de la muqueuse utérine sans l'asepsie de ses culs-de-sac glandulaires infectés, puisse résulter la guérison de la métrite ? Il y a là contradiction flagrante.

Puis, que penser de cette intervention chirurgicale en pleins tissus infectés ? « C'est un fait surprenant dit notre maître, le professeur Stéphane Leduc, de voir la médecine proclamer certains principes indiscutables et indiscutés, et adopter une conduite en contradiction formelle avec ces principes. Par exemple, la nécessité de l'asepsie, l'utilité de l'antisepsie dans les opérations chirurgicales sont proclamées par tous, et nous voyons les chirurgiens, après nous avoir enseigné que la diurèse ne doit être pratiquée que dans un champ parfaitement aseptique, aller porter leur curette tranchante dans un foyer tuberculeux, y ouvrir d'innombrables vaisseaux, introduire le bacille dans la circulation générale et provoquer presque toujours l'éclosion consécutive de foyers métastatiques nombreux.

» Cette observation s'applique à toutes les opérations dans un champ infecté, à beaucoup d'opérations de cancers, *au curettage de l'utérus*, au grattage de l'arrière-cavité des fosses nasales, etc. La plupart de ces opérations sont inconséquentes. »

Le curettage de l'utérus ne saurait donc être un traitement rationnel de la métrite. Autant il peut être indiqué dans la métrite *post-partum* où s'impose la nécessité de débarrasser la cavité utérine de débris placentaires en putréfaction, autant il demeure inutile et même nuisible dans la métrite hémorragique ou blennorragique.

De cette longue énumération de traitements institués contre la métrite blennorragique, il n'en reste donc aucun à retenir comme vraiment efficace.

Du reste, leur grand nombre dénoncerait

leur échec, si la fréquence de la maladie, sa persistance ou ses rechutes plus ou moins précoces consécutivesà des améliorations passagères obtenues parfois après l'application de certains d'entre eux n'étaient connues de tous.

Mais il est un autre traitement moins connu que tous ceux décrits parce que plus récent et plus spécial, *procédé de douceur* plutôt que de violence, *qui sans traumatisme, sans effusion de sang, réalise à la fois la destruction de la muqueuse* par coagulation de ses albuminoïdes et *la pénétration d'un antiseptique puissant dans ses culs-de-sac glandulaires infectés,et assure de ce fait la guérison de la métrite ménorràgique :* c'est L'ÉLECTRO-IONISATION ZINCIQUE.

Aussi mérite-t-il,tant en raison de la sûreté de son action que de sa technique spéciale, une description détaillée de la théorie relativement nouvelle des ions.

CHAPITRE V

DES IONS ET DE L'ÉLECTRO-IONISATION

§ I

En l'état actuel de nos connaissances, le mot « ion » désigne en électricité médicale, des molécules chimiques simples ou composées, libres de toutes combinaisons *salines* et chargées d'une charge électrique propre, positive ou négative, qui leur permet *d'aller* à de nouvelles combinaisons.

Pour bien comprendre la signification précise de ce mot, dérivé du grec ἰών, participe présent de εἰμί (je vais), il faut faire appel à quelques notions de physique et de chimie et savoir :

1º Qu'on admet en physique l'existence de deux sortes d'électricité, l'une dite positive (+) et l'autre dite négative (—) obéissant l'une et l'autre à une loi immuable, dite loi des attractions et des répulsions, qui s'énonce ainsi :

Deux électricités de nom contraire s'attirent et deux électricités de même nom se repoussent.

2° Que ce qu'on appelle un sel en chimie, soumis en solution aqueuse à l'action du courant électrique continu, se dissocie toujours en deux groupes distincts, dont l'un, toujours le même, va se dégager au pôle positif, et l'autre, toujours le même aussi, va se dégager au pôle négatif.

3° Que l'analyse des faits démontrant d'autre part que le radical de charge électrique négative qui va se dégager au pôle positif est toujours acide, et le radical de charge électrique positive qui va se dégager au pôle négatif est toujours basique, *les sels peuvent être considérés comme formés de l'union de deux molécules ou radicaux, l'un acide de charge électrique négative, et l'autre basique de charge électrique positive*, conformément à la loi déjà énoncée.

Soit, par exemple, le chlorure de sodium, sel de formule NaCl : il résulte de la combinaison du radical acide de charge électrique négative Cl (—) avec le radical basique de charge électrique positive Na (+).

Si dans une solution de ce sel dans l'eau qui, d'après les théories actuellement admises, n'est autre chose qu'une division à l'infini de ces molécules, les unes combinées deux à deux, les autres déjà dissociées par le liquide en leurs éléments Na et Cl, on plonge les deux fils conducteurs d'une simple pile électrique, séparés bien entendu l'un de l'autre par une petite épaisseur de solution, les molécules dissociées Na et Cl, libres de toute combinaison, et chargées par conséquent chacune de leurs charges électriques respectives, vont se diriger immédiatement vers leur pôle d'attraction : Cl (—) vers le pôle positif et Na (+) vers le pôle négatif.

Ce sont ces différentes molécules libres de

4.

toute combinaison saline *allant* se dégager à leur pôle d'attraction, qu'on appelle les « ions ».

Les ions sont donc des corps chimiques simples ou composés (1), en quelque sorte à l'état d'individualité en liberté, mais obéissant néanmoins à des lois déterminées, et leur application à la thérapeutique constitue l'ionothérapie ou électro-ionisation.

Ce qui se passe, en effet, sous l'influence du courant électrique dans une solution saline, se passe exactement de la même façon dans nos tissus organisés, faits de solutions dans l'eau d'éléments chimiques : chlore, phosphore, soufre, potassium, sodium, fer, carbone, oxygène, hydrogène, azote, etc., à l'état d'ions ou de combinaisons salines, susceptibles d'être dissociés en leurs ions res-

1. Si au lieu de prendre le chlorure de sodium NaCl comme exemple, on avait pris le sulfate de soude So^4Na^2, l'analyse des faits aurait prouvé que le radical négatif étant So^4, l'ion négatif de ce sel est en réalité composé de soufre et d'oxygène, ce qui démontre que l'ion peut être le composé.

pectifs sous l'influence du courant électrique, et c'est par cela même que le corps humain est conducteur de ce courant.

La galvanisation du corps humain est donc une application de la méthode électro-ionique, puisqu'elle provoque le dégagement à chacun de ses pôles d'ions déterminés et met en quelque sorte en mouvement tous les éléments constitutifs de l'organisme, favorisant ainsi merveilleusement le métabolisme cellulaire, ce phénomène essentiel de la vie qui est l'échange même que font les cellules de l'une à l'autre de leurs éléments constitutifs.

Mais, l'électro-thérapeutique des ions va plus loin.

Si, d'une part, le courant électrique passant dans une solution saline, provoque le dégagement au niveau de ses pôles, de ses éléments constitutifs ;

Si, d'autre part, le courant électrique passant dans les tissus vivants provoque aussi le dégagement au niveau de ses pôles, de ses éléments constitutifs ;

*Il doit être possible, par une chaîne inin-
terrompue, de faire passer les éléments constitutifs d'une solution saline extérieure, mais
tangente au corps, dans l'intimité même des
tissus de ce corps.*

D'où :

*Possibilité de faire de la thérapeutique
locale effective, c'est-à-dire, par exemple, de
faire pénétrer dans une muqueuse infectée
l'ion antiseptique, modificateur.*

Depuis longtemps déjà, l'hypothèse de
cette possibilité avait été émise et sa démonstration avait été tentée par Palaprat en
1833, Bruns en 1870, Munch en 1873 et
quelques autres, mais leurs expériences
s'étaient heurtées au scepticisme de leur
temps.

Aujourd'hui, il n'en est plus de même et
la démonstration de la réalité de la thérapeutique des ions est désormais fait établi.

Dès l'année 1900, en effet, des expériences
sensationnelles ont permis au professeur
Stéphane Leduc d'établir, de façon péremp-

toire, devant les membres de l'Association française pour l'avancement des Sciences, la réalité de la pénétration des substances médicamenteuses dans l'intimité des tissus vivants, sous l'action du courant électrique continu.

Deux lapins, d'âge et de poids sensiblement analogues, avaient été pris comme sujets d'expérience. Placés parallèlement l'un à l'autre, à o m. 5o environ d'intervalle, leurs flancs, soigneusement rasés, avaient été recouverts (ceux se faisant face) d'électrodes d'une surface de vingt-cinq centimètres carrés environ, reliées l'une à l'autre par un fil conducteur, et imprégnées d'eau salée, chacun des deux lapins se trouvant rattaché, d'autre part, par une autre électrode de même surface, placée sur le flanc disponible, mais imprégnée d'une solution de strychnine, l'une au pôle positif, l'autre au pôle négatif d'une source de courant électrique continu.

Le courant ayant été lancé dans ce circuit

ainsi fermé sur les animaux en expérience, et son intensité portée à deux milliampères environ par centimètre carré d'électrode active, le sujet rattaché au pôle positif ne tarda pas à donner les signes les plus manifestes de l'intoxication strychnique : tremblements, soubresauts tendineux, tétanisation musculaire, etc., au milieu desquels il succomba d'ailleurs bientôt, tandis que le second témoin, rattaché au pôle négatif, continuait à subir l'action du courant, sans manifester la moindre inquiétude.

L'expérience reprise dans les mêmes conditions, la solution de sulfate de strychnine, imprégnant les électrodes, étant remplacée par une solution de cyanure de potassium, donna des résultats analogues, mais avec intoxication foudroyante du lapin en relation avec le pôle négatif, et immunité du lapin en relation avec le pôle positif.

Double expérience, double preuve : le principe de l'électro-thérapeutique des ions et la réalité de la pénétration des substances médicamenteuses dans les tissus vivants, à l'aide du courant électrique, étaient irréfutablement démontrés, les ions de charge électro-positive (strychnine) pénétrant sous le pôle positif, et les ions de charge électro-négative (acide cyanhydrique) pénétrant sous le pôle négatif.

Depuis, les expériences de laboratoire et de clinique se sont multipliées pour venir corroborer d'ailleurs les résultats de cette première démonstration, et à cette heure, grâce à la mise au point magistrale qu'en a faite le professeur Stéphane Leduc dans ses articles publiés par *la Presse médicale* (novembre-décembre 1906) et sa monographie de la collection Critzmann (*Œuvre médico-chirurgical : les ions et la médication ionique*), l'électro-ionisation est une thérapeutique nouvelle, qui s'impose à l'attention des praticiens.

§ 2

Les traitements électro-ioniques se pratiquent au moyen d'électrodes.

On désigne généralement sous ce nom de petites plaques très minces d'un métal souple et malléable, recouvertes d'une couche épaisse de coton ou tissu hydrophile, imprégné des solutions dont on veut introduire les éléments positifs ou négatifs dans les tissus, mais ce n'est là qu'une définition pratique, et au sens propre du mot on doit entendre par électrode tout corps susceptible de conduire le courant électrique, de lui servir de chemin (οδος).

Tous les métaux, tous les sels, tous les acides, toutes les bases en solutions aqueuses sont donc des électrodes, et en réalité l'électro-ionothérapie peut tous les utiliser.

Leur usage, toutefois, n'est pas indifférent, car en outre des propriétés spéciales à chacune, il y a lieu de tenir compte dans leur emploi de la façon dont elles se comportent en pratique.

Les phénomènes de l'électro-ionisation ne sont pas en effet aussi simples qu'ils peuvent le paraître à première vue. Tout ne se borne pas à la décomposition pure et simple des électrodes par le courant et à l'introduction des acides au pôle négatif et des bases au pôle positif : il y a, en plus, la décomposition électrolytique des éléments constitutifs des tissus dans lesquels se fait cette introduction et par conséquent réactions de ceux-ci sur ceux-là.

Soit, par exemple, une électrode de zinc au pôle positif, introduite dans un utérus, avec le pôle négatif sur les reins, que se passe-t-il ?

Dans un premier temps, tous les ions contenus dans le circuit formé ainsi constitué [électrode (+) zinc = tissus = électrode (—) indifférente] s'orientent vers leur pôle respectif d'attraction : les électro-positifs, réductibles à Zn, H et Na, en raison de ce que H^2O et $Nacl$ entrent pour la plus grande part dans la constitution de nos organes, se dirigent vers le pôle négatif placé sous les reins, tandis qu'à partir de celui-ci formant une chaîne de courant inverse, tous les ions électro-négatifs réductibles toujours pour la même raison à Cl et OH se dirigent vers le pôle positif fixé dans l'utérus. C'est le temps des *actions primaires* du courant.

Mais les choses ne peuvent pas en rester là, car Cl venant se dégager à l'électrode positive, donne avec le zinc la réaction suivante :

$$2Cl + Zn = Zn\ Cl^2$$

formant du chlorure de zinc : temps des *actions secondaires du courant*.

C'est alors que dans *un troisième temps*, $ZnCl^2$ étant décomposé en $Zn\ (+)$ et $2Cl\ (-)$, l'opération aboutit à l'introduction au pôle positif, de $Zn\ (+)$ dans les tissus.

Ainsi se passent les choses avec le zinc, ainsi se passent-elles avec le cuivre, l'argent, le cadmium, etc., comme avec tous les corps attaquables par les produits de l'électrolyse des tissus ; mais avec des électrodes inattaquables telles que C, Pt, etc., il n'en est plus de même.

Aussi distingue-t-on en électro-ionothérapie trois sortes d'électrodes :

1° *Les électrodes inattaquables* par les produits de l'électrolyse des tissus (charbon, platine, etc.) ;

2° *Les électrodes attaquables* par les produits de l'électrolyse des tissus (zinc, cuivre, argent, etc.) ;

3° *Les électrodes électrolytes* formées de solutions dans l'eau de sels, d'acides ou de bases.

Les électrodes inattaquables par l'électrolyse des tissus agissent au pôle positif comme des électrodes acides et introduisent dans les tissus l'ion $\overset{+}{H}$ qui, se substituant à l'ion Na, imprègnent les tissus d'acides : surtout de HCl ; au pôle négatif, les électrodes inattaquables sont équivalentes à des électrodes basiques, en introduisant l'ion $\overset{-}{OH}$ qui, avec l'ion $\overset{+}{Na}$ des tissus, forme de la soude caustique. Si elles sont utilisées, en effet, avec le pôle positif, elles provoquent le dégagement de chlore Cl anhydride qui avec l'ion des tissus, donne de l'oxygène qui se dégage et de l'acide chlorhydrique qui entoure l'électrode. Une électrode positive inattaquable devient ainsi une électrode équivalente d'une solution acide.

$$2Cl + H^2O = 2HCl + O \rightarrow$$

Si elles sont utilisées avec le pôle **négatif**, elles provoquent le dégagement, à leur contact avec les tissus, des ions électro-positifs, tel le sodium $\overset{+}{Na}$, qui de par ses propriétés alcalines, se combine au groupe hydroxyle $\overset{-}{OH}$ des tissus qu'il détruit, pour reformer l'hydroxyde de la base, suivant la formule :

$$\overset{+}{Na} + H^2O = \overset{+}{Na}\overset{-}{OH} + H \rightarrow$$

L'électrode négative inattaquable devient ainsi équivalente à une solution basique.

D'où, dans le premier cas, formation d'acide, avec dégagement d'oxygène et, dans le second, formation d'alcali avec dégagement d'hydrogène.

Les électrodes attaquables par les produits de l'électrolyse des tissus (action secondaire) relèvent bien de l'ionothérapie, mais, en pratique, les phénomènes consistant avec leur emploi au pôle positif, dans la formation d'acides avec destruction des tissus, puis attaque et dissolution de l'électrode par les acides formés, il en résulte un sel du métal de l'électrode, suivant la formule :

$$\overset{+}{Zn} + 2HCl = ZnCl^2 + 2H \rightarrow$$

dont la base pénètre dans les tissus, de telle sorte que ces électrodes se rapprochent beaucoup de la catégorie des électrodes électrolytes formées de solutions de sels.

Les électrodes électrolytes formées de solutions aqueuses d'acides ou de bases, forment un groupe spécial :

« C'est qu'en effet, comme le dit le Dr Gonzalez, toutes les solutions acides ont le même ion positif : l'hydrogène ; elles constiluent donc toutes des anodes (électrodes positives) équivalentes. Si les solutions sont suffisamment étendues pour éviter l'action directe de l'acide sur la peau, l'acide chlorhydrique, l'acide sulfurique, l'acide phosphorique, les acides organiques, etc., employés comme anodes, produiront exactement le même résultat. Représentons le corps par une solution de chlorure de sodium, et les électrodes par des solutions acides $\overset{-\,+}{R\,H}$:

$$+ \quad
\begin{array}{cc} \overset{+}{H} & \overset{+}{H} \\ \overline{} & \overline{} \\ R & R \end{array}
\ \Big| \
\begin{array}{cccc} \overset{+}{Na} & \overset{+}{Na} & \overset{+}{Na} & \overset{+}{Na} \\ \overline{} & \overline{} & \overline{} & \overline{} \\ Cl & Cl & Cl & Cl \end{array}
\ \Big| \
\begin{array}{cc} \overset{+}{H} & \overset{+}{H} \\ \overline{} & \overline{} \\ R & R \end{array}
\quad -$$

Anode	Corps	Cathode

avant le passage du courant.

$$+ \quad
\begin{array}{c} \overset{+}{H} \\ \overline{} \\ R\,R\ Cl \end{array}
\ \Big| \
\begin{array}{cccc} \overset{+}{H} & \overset{+}{Na} & \overset{+}{Na} & \overset{+}{Na} \\ \overline{} & \overline{} & \overline{} & \overline{} \\ Cl & Cl & Cl & R \end{array}
\ \Big| \
\begin{array}{c} \overset{+}{Na}\ H\,H \\ \overline{} \\ R \end{array}
\quad -$$

Anode	Corps	Cathode

après le passage du courant.

» On voit qu'après le passage du courant, quel que soit l'acide employé, il y a à l'anode (pôle positif), substitution aux métaux des tissus, d'hydrogène qui, avec les radicaux négatifs des sels de l'économie, reconstitue les acides correspondants. Les chlorures sont remplacés par l'acide chlorhydrique, les sulfates par l'acide sulfurique, les phosphates par l'acide phosphorique.

» D'autre part, toutes les solutions basiques

—

ont le même anion, l'hydroxyle OH : elles constituent donc toutes des cathodes (électrodes négatives) équivalentes. Si la solution est assez étendue pour éviter l'action caustique directe sur la peau, la potasse, la soude, la lithine, les alcalis organiques, employés comme cathodes (électrodes négatives), produiront exactement les mêmes résultats.

» Représentons le corps par une solution de chlorure de sodium et les électrodes par

$+$ $-$

des solutions basiques $O\,H^n\,M^n$:

	Anode		Corps			Cathode
	$\overset{+}{M}\ \overset{+}{M}$		$\overset{+}{Na}\ \overset{+}{Na}\ \overset{+}{Na}\ \overset{+}{Na}$			$\overset{+}{M}\ \overset{+}{M}$
+	$\underset{OH}{-}\ \underset{OH}{-}$		$\underset{Cl}{-}\ \underset{Cl}{-}\ \underset{Cl}{-}\ \underset{Cl}{-}$		—	$\underset{OH}{-}\ \underset{OH}{-}$

avant le passage du courant.

	Anode		Corps		Cathode
	$\overset{+}{M}$		$\overset{+}{M}\ \overset{+}{Na}\ \overset{+}{Na}\ \overset{+}{Na}$		$\overset{+}{Na}\ \ MM$
+	$\underset{OH}{}\ \underset{OH}{}\ \underset{Cl}{-}$		$\underset{Cl}{-}\ \underset{Cl}{-}\ \underset{Cl}{-}\ \underset{OH}{-}$		$\underset{OH}{-}$

après le passage du courant.

» On voit qu'après le passage du courant, quelle que soit la base employée, il y **a** à la cathode substitution aux radicaux acides des tissus de l'hydroxyle $\overline{OH}$ qui, avec les métaux de l'économie, reconstitue les bases correspondantes. Les sels de sodium sont remplacés par de la soude, ceux de potassium par de la potasse, etc. »

Les électrodes électrolytes formées de solutions aqueuses d'acides ou de bases, ne devront donc jamais être employées (à moins qu'on ne veuille faire de la galvano-caustique), les solutions d'acides comme électrodes positives,

les solutions de bases comme électrodes négatives, les résultats obtenus dans l'un et l'autre
cas n'étant que la cautérisation des tissus,
telle qu'on l'obtiendrait avec des solutions
concentrées de ces acides ou de ces bases.

Par contre, les solutions d'acides employées
comme électrodes négatives, et les solutions
de bases comme électrodes positives, permet-
tront toujours d'imprégner les tissus, dans le
premier cas du radical acide utilisé, dans le
second du radical basique. L'ionothérapie
tire surtout partie des électrodes attaquables
et des électrodes électrolytes faites de solutions des sels dans l'eau, les unes comme les
autres étant d'applications multiples.

Leur introduction dans les tissus s'effectue
suivant la loi immuable qui domine toute
l'ionothérapie : *mise en liberté et pénétration
du radical basique* (toujours électro-positif)
*du sel électrolysé, sous le pôle positif ; mise
en liberté et pénétration du radical acide* (toujours électro-négatif) *du sel électrolysé sous
le pôle négatif.*

5.

Leur emploi ne présente aucun danger, quelle que puisse être d'ailleurs leur causticité, celle-ci étant toujours susceptible d'être annihilée par une dilution suffisante, puisque, nous l'avons dit, les quantités des substances introduites ne sont nullement proportionnelles au titre de la solution, mais seulement à l'intensité du courant électrique utilisé et du temps pendant lequel il passe.

D'autre part, le chlorure de sodium étant le sel dominant de l'organisme, et chacun de ses éléments chlore et sodium étant susceptible de se combiner avec la base ou l'acide introduit, on peut généralement en induire que les acides introduits auront l'action des sels de soude correspondants, et les bases celle des chlorures correspondants.

Cependant, il ne faut pas perdre de vue que les ions sont des corps absolument spéciaux, des corps libres de toute combinaison, des corps à l'état naissant, capables dès lors d'actions imprévues autres que celles que nous avons coutume de leur attribuer. C'est ainsi que l'introduction de l'ion oxalique, dont les solutions alcalines (oxalate de potasse) n'ont cependant pas d'action bien caustique, a pu produire sur notre bras une eschare dont nous portons la cicatrice vieille de plus de dix années.

Mais ce ne sont là que des exceptions et, d'ailleurs, les expériences du Dr Gonzalez, faites dans le laboratoire du professeur Leduc, ont déterminé l'action des différents ions sur la peau de façon assez précise pour permettre d'éviter toute surprise désagréable aux patients et à soi-même.

§ 3

Quant au dosage des ions introduits dans les tissus, il ne présente vraiment qu'un intérêt théorique : il ne serait intéressant en pratique que pour les ions éminemment toxiques, dont jusque-là, du moins, l'ionothérapie n'a que faire.

Pour le réaliser avec exactitude, il faut tenir compte, en outre de l'intensité du courant et du temps pendant lequel il passe, du coefficient de vitesse des différents ions, variable de l'un à l'autre et avec la concentration des tissus organisés.

Le professeur Stéphane Leduc et le Dr Gonzalez ont bien déterminé un certain nombre de ces coefficients, mais en clinique, il nous semble suffisant de faire un dosage approximatif en multipliant simplement le 1/96.600 de l'équivalent chimique exprimé en grammes du corps ionisé et introduit par le nombre des coulombs utilisés pendant l'application.

Sachant que le coulomb est la quantité d'électricité débitée pendant une seconde par un courant d'une intensité d'un ampère, le calcul est des plus simples, et si par exemple on a fait une introduction électrolytique d'iode dont l'équivalent chimique pèse 127, pendant dix-sept minutes, soit environ mille secondes avec une intensité de 100 ampères, nous dirons que si un coulomb met en liberté et par conséquent introduit dans les tissus

$$\frac{127}{96.600}\ \text{d'iode,}$$

notre courant de 0.100 milliampères pendant mille secondes équivalent à 100 ampères pendant une seconde, soit 100 coulombs, on aura mis en liberté 100 fois plus, soit

$$\frac{127}{96.600} \times 100 = 0,13 \text{ centigr. d'iode pur à l'état libre.}$$

Il est évident que si l'intensité ou le temps étaient deux, trois, quatre, cinq fois moindres ou plus grands, les quantités introduites seraient elles-mêmes deux, trois, quatre, cinq fois plus petites ou plus grandes.

Quoique les médicaments que l'électro-iono-thérapie permet d'introduire dans les tissus diffusent dans l'organisme tout entier, entraînés par l'appareil circulatoire, il serait tout au moins prématuré d'escompter de leur part une action générale supérieure à celle que nous attendons de leur administration par ingestion buccale, et jusqu'à nouvel ordre, la thérapeutique des ions doit être une *thérapeutique locale*.

Des résultats remarquables sont journellement obtenus dans les arthrites rhumatismales, les névralgies faciales ou autres, les ankyloses, les scléroses du tympan, etc.

Partout où le siège du mal est bien délimité et facile à atteindre, les ions doivent être efficaces, mais à s'en rapporter encore aux expériences concluantes de Leduc qui a bien démontré que les ions pénétraient surtout par les glandes, c'est évidemment dans les affections de ces dernières que l'électro-ionothérapie doit trouver ses meilleures applications.

Aussi les infections gonococciques de nature essentiellement intra-glandulaire, urétrite, métrites blennorragiques aiguës ou chroniques sont-elles tout particulièrement indiquées comme justiciables de l'électro-ionothérapie.

CHAPITRE VI

TRAITEMENT ÉLECTRO-IONIQUE DE LA MÉTRITE

Étant donné dans la métrite blennorragique comme dans l'urétrite, l'habitat du gonocoque, qui, non seulement s'infiltre dans les culs-de-sac glandulaires, mais se trouve encore inclus dans les leucocytes et les cellules épithéliales de ce fait qu'il attaque même sans effraction préalable les épithéliums cylindriques sains, sans que l'épithélium pavimenteux lui soit d'ailleurs infranchissable (Wertheim), s'infiltrant encore dans les fentes inter-épithéliales, pouvant même pénétrer entre les fibrilles du tissu conjonctif, *toute action thérapeutique visant à sa destruction doit vraisemblablement pour être efficace jouir de propriétés analogues de pénétration intra-cellulaire et intra-tissulaire.*

Dans ces conditions il est de toute évidence qu'aucun traitement ne présente autant de garanties de succès qu'un traitement électro-ionique.

L'intervention de la théorie des ions en gynécologie n'est d'ailleurs pas chose nouvelle, car les cautérisations galvaniques renouvelées de Middeldorf et Spiegelberg par Chéron et Apcstali, les traitements électriques préconisés par Bergonié, Boisseau du Rocher, Debédat, Leduc, Lenillieux, Popyalkowski, Zimmern, etc., à l'aide d'électrodes de charbon, de platine, d'argent, d'aluminium, etc., sont en réalité des applications ioniques, puisque dans ces différents cas, qu'il s'agisse d'électrodes inattaquables ou d'électrodes attaquables, les résultats obtenus sont toujours imputables, soit aux ions des électrodes utilisées, soit aux réactions réciproques de ceux-ci sur ceux-là.

Il y a lieu toutefois d'établir une distinction entre l'action des électrodes inattaquables et celle des électrodes attaquables. Les premières n'introduisent que l'ion $\overset{+}{H}$ au pôle positif, l'ion $\overline{OH}$ au pôle négatif, ces ions donnent dans les tissus des acides et des alcalis caustiques, alors que dans l'innombrable quantité des ions médicamenteux que l'on peut introduire, il est possible de trouver des ions ayant une action beaucoup plus parfaite, plus profonde, plus antiseptique, et même de rencontrer des ions ayant des effets véritablement spécifiques.

Aussi bien, avant que fût établie la théorie des ions, pouvait-il être permis d'hésiter dans le choix à faire entre les différents métaux dont l'usage avait été proposé pour ce qu'on appelait alors l'électrolyse interstitielle. Popyalkowski et Leduc préconisaient le zinc; Gauthier le cuivre ; Regnier, le fer ; Debédat l'aluminium ; Boisseau du Rocher et Zimmern l'argent ; Lenillieux le cadmium, etc.

Tout au plus les propriétés connues de certains de ces métaux utilisés en solutions salines pouvaient-elles faire présumer de leur action électrolytique : telles les propriétés hémostatiques des sels de fer pouvaient-elles en imposer pour l'emploi de l'anode de fer dans la métrite hémorragique ; tels les succès des instillations de nitrate d'argent dans l'urétrite blennorragique pouvaient-ils indiquer l'anode d'argent dans les métrites de même nature.

Mais ces considérations, d'ordre purement spéculatif, ne sauraient tenir maintenant devant les derniers travaux de Leduc.

Parmi ceux-ci, la très simple, mais très démonstrative expérimentation instituée, qui consiste à faire passer un courant positif dans des anodes de différents métaux, plongeant dans un utérus artificiel, fait d'une solution de gélatine dans du sérum physiologique, permet de se rendre un compte aussi exact que possible du mode d'action et de la puissance de pénétration des différents ions. C'est ainsi qu'on voit l'hystéromètre de zinc s'entourer d'un manchon consistant d'albumine coagulée, d'une répartition péripolaire uniforme, et avec une rapidité relativement considérable, tandis que les hystéromètres d'argent, de fer, etc., ne donnent naissance à leur contact qu'à un abondant dégagement d'hydrogène, avec formation pénible et lente d'un coagulum de répartition péripolaire asymétrique, poreux et friable.

Or, coagulation des albuminoïdes, destruction de la muqueuse utérine, pénétration d'antiseptiques dans l'intimité des culs-de-sac glandulaires infectés, n'est-ce pas là tout le programme d'un traitement rationnel de la métrite et le but poursuivi et atteint d'ailleurs par les cautérisations chimiques, le curettage, les tamponnements, écouvillonnages, pansements ou drainages utérins ?...

Expérimentalement donc, l'ion zinc, antiseptique de valeur, qui s'introduit mieux que tout autre dans les tissus d'une façon uniforme et rapide, qui coagule mieux que tout autre aussi les albuminoïdes, convient au traitement des métrites.

Ainsi en est-il pratiquement. «A l'aide d'une anode de zinc, dit Leduc, il n'est pas une endométrite qu'on ne puisse guérir complétement », et de fait, dans tous les cas qu'il m'a été donné d'observer depuis dix années que je pratique la méthode électro-ionique, soit plusieurs centaines tant de métrites blennorragiques que de métrites hémorragiques ou même de pathogénie indéterminée, l'anode de zinc s'est toujours montrée efficace.

Le traitement électro-ionique de la métrite nécessite la mise en œuvre d'une instrumentation assez complexe dont les différents éléments se décomposent ainsi :

1° Une source de courant continu provenant d'un secteur urbain, de dynamos (1), de batteries d'accumulateurs ou de piles d'un potentiel minimum de 60 volts environ ;

2° Un réducteur de potentiel (collecteur

---

1. Les petites dynamos fournissent un courant inutilisable en raison des variations inévitables de leur régime, à moins qu'elles ne servent à la charge d'accumulateurs.

pour les batteries de piles) permettant de faire varier le voltage de zéro à son maximum ;

3° Un voltamètre ;

4° Un milliampèremètre gradué en unités ;

5° Un inverseur de courant.

Ces quatres derniers éléments : réducteur de potentiel, voltamètre, milliampèremètre et inverseur de courant, doivent être montés sur un même tableau, susceptible d'être transporté et placé à proximité de la main pendant l'opération ;

6° Plusieurs paires de câbles conducteurs pour courant continu, sous revêtement de soie rouge pour le pôle positif et verte pour le pôle négatif afin d'éviter toute erreur de polarité dans leurs rapports et d'une longueur variable de 1 à 3 mètres pour se prêter aux exigences de la disposition des appartements qui obligent de distancer plus ou moins les malades des appareils d'utilisation ;

7° Plusieurs serre-fils ou électrodophores à trous multiples ;

8° Une large électrode de zinc d'une surface de 20 centimètres sur 25 environ ;

9° Un spéculum de Fergusson en porcelaine de préférence pour qu'il soit isolateur et facilement stérilisable à l'ébullition ;

10° Une canule d'Aran en caoutchouc souple à œillets multiples du type dit « asperge » avec obturateur de porcelaine pour injections vaginales ;

11° Un robinet conducteur spécial à fil de platine, sorte de robinet assez semblable aux robinets ordinaires des douches d'Esmarch, mais porteur d'une borne à vis, destinée à la fixation de l'un des pôles des rhéophores. De plus, une de ses extrémités restant disposée en téton pour recevoir le tube de caoutchouc du bock injecteur, l'autre est façonnée en tronc de cône fileté pour s'engaîner exactement dans le culot de la sonde d'Aran, sa lumière restant d'ailleurs coupée en son diamètre par une fine barrette sur laquelle se fixe un fil fin de platine à terminaison libre soigneusement boutonnée, de longueur sensiblement égale,à 15 centimètres près en moins, à la longueur totale de la sonde elle-même ;

12° Un jeu d'hystéromètres de zinc ;

13° Un jeu de tubes de caoutchouc durci d'une longueur de 15 centimètres environ et de diamètres assortis aux hystéromètres de zinc, destinés à servir d'isolateurs et de curseurs à ceux-ci pour protéger les parties vaginales à leur contact et se rendre un compte exact à chaque instant de l'opération de la profondeur d'intromission de la tige dans l'utérus.

14° Plusieurs pinces de Museux et porte-mèches ;

15° Un bock injecteur d'une capacité de 2 litres au moins, garni d'une solution chaude de sulfate de zinc à 50 centigrammes o/o ;

16° Un tampon vaginal et des tampons d'ouate stériles ;

17° Une solution de glycérine ichthyolée à 10 grammes o/o.

Ces différents éléments étant rassemblés, vérifiés et stérilisés, la patiente est commodément placée sur la table ou la chaise-longue spéciale aux traitements gynécologiques,avec l'électrode de la surface indiquée précédemment, garnie d'une couche d'ouate mouillée d'eau salée à 2 grammes o/o d'une épaisseur de 2 centimètres environ,dite électrode indifférente, appliquée en un point quelconque de son corps, de préférence toutefois sur la région dorso-lombaire où le contact et le maintien en sont intimes et faciles sans aucun lien constricteur.

Avec toutes les précautions recommandées pour l'examen au spéculum et la toilette antiseptique vulvaire soigneusement réalisée, on charge le robinet métallique préalablement flambé dans la canule vaginale munie elle-même de son obturateur, le tout récemment stérilisé,et on introduit l'appareil ainsi monté, la canule bien lubrifiée par plongeon dans une solution d'huile goménolée, dans le canal vaginal, jusqu'au niveau du cul-de-sac postérieur.

Prenant ensuite de la main droite le tube

d'écoulement du bock injecteur garni de sa solution de sulfate de zinc à 5o centigrammes o/o et placé à une hauteur de 1 mètre environ au-dessus du plan opératoire, on l'assujettit solidement sur le têton de la sonde montée après avoir eu le soin de pourvoir au lavage de ses parois internes par écoulement de quelques centimètres cubes de liquide.

Les pôles de la source du courant électrique dont le collecteur ou le réducteur de potentiel doit être au zéro, sont alors reliés respectivement, l'un, le pôle négatif, à la grande électrode indifférente dorso-lombaire, l'autre, le pôle positif, à la borne du robinet conducteur de la canule déjà mise en place.

A ce moment, il importe avant toute autre manœuvre de laisser passer dans le vagin, *sans courant électrique*, 200 centimètres cubes environ du contenu du bock, destinés à purger mécaniquement la surface muqueuse de toute impureté.

Ce n'est qu'une fois toutes ces précautions

prises qu'un léger déplacement de la manette du collecteur ou du réducteur de potentiel peut lancer le courant dans le circuit fermé sur le malade à une intensité de 10 à 20 et même 30 milliampères, suivant la tolérance des sujets, variable d'ailleurs avec le degré même d'acuité du mal.

Une main sur l'obturateur vaginal en assure l'immobilité, en même temps qu'une légère manœuvre rotatoire de la canule permet d'assurer le contact de tous les culs-de-sac et replis vaginaux avec le liquide de la solution électrolysée, jusqu'à ce que la quantité de celui-ci soit réduite dans le bock à 100 centimètres cubes environ.

A ce dernier temps de l'opération, on ramène avec autant de précautions que précédemment l'intensité du courant électrique au zéro, et on ferme le robinet d'écoulement : la première partie du traitement est terminée.

La canule vaginale étant retirée, laissant libre le pôle positif de la source d'électricité,

un spéculum de Fergusson récemment stérilisé et très largement lubrifié par plongeon
dans une solution d'huile goménolée, est
immédiatement introduit à sa place, la malade
restant d'autre part toujours reliée au pôle
négatif par son électrode dorso-lombaire.

Maintenant alors le spéculum en place de
la main gauche, on prend de la main droite
un hystéromètre de zinc de calibre choisi,
muni de son curseur isolant de caoutchouc,
préalablement relié d'ailleurs au pôle positif
au moyen d'un électrodophore et on l'introduit doucement, récemment flambé puis
refroidi et lubrifié encore par plongeon dans
une solution goménolée, d'abord dans le col,
puis dans le corps utérin.

Si on a eu soin de monter le tout de façon
telle que la tige utilisable soit d'une longueur
déterminée de 5 centimètres environ, il
suffit de faire glisser le curseur jusqu'au
niveau du col utérin pour que la mensura-
tion de la tige restant à nu en avant de l'élec-

trodophore donne par différence la longueur exacte de la partie active introduite.

Si au cours de l'introduction une résistance du muscle utérin se manifeste, il suffit pour la vaincre de faire passer un peu de courant faradique dans le circuit.

L'hystéromètre étant donc introduit, bien assujetti et maintenu dans sa position par la main droite ou un système d'attaches quelconque, la main gauche imprime à la manette du collecteur ou du réducteur potentiel maintenu jusque-là au zéro un déplacement progressif, pour élever lentement l'intensité du courant électrique dans le circuit ainsi fermé à un maximum de 5o milliampères. Cette intensité doit être maintenue pendant dix minutes environ.

Une fois ce laps de temps écoulé, l'intensité doit être ramenée au zéro, progressivement encore, par un mouvement inverse du précédent et l'hystéromètre retiré par un léger mouvement de traction. Si la même résistance que pour l'introduction se manifeste, un peu de courant faradique, ou mieux une nouvelle galvanisation de quelques secondes, mais en sens inverse, en a rapidement raison. En réalité, avec l'hystéromètre de zinc, cette dernière manœuvre est toujours nécessaire, le coagulum formé sur la surface de contact avec la muqueuse utérine étant toujours très adhérent.

La seconde partie du traitement et en réalité le traitement électro-ionique tout entier est ainsi terminé.

Pour le parfaire, nous avons seulement coutume dans une troisième manœuvre de profiter de la présence du spéculum déjà en place, pour glisser jusqu'au niveau du museau de tanche, un tampon vaginal très largement imbibé de glycérine ichthyolée à 10 o/o qui doit rester en place durant dix heures consécutives environ.

Cette dernière précaution n'a d'autre but que d'assurer une antisepsie aussi parfaite que possible et d'utiliser, pour obvier à l'inflammation provoquée par le courant électrique, si minime qu'elle puisse être, les propriétés antiphlogistiques de la glycérine ichthyolée.

Mais, le traitement électro-ionique ne comporte que deux temps :

1° Électro-ionisation du vagin et du museau de tanche ;

2° Électro-ionisation du col et du corps utérin.

Le premier temps, électro-ionisation du vagin et du museau de tanche, que nous pratiquons à l'instar du traitement ionique de l'urétrite blennorragique, répond à une véritable nécessité:

Le vagin, en effet, premier organe infecté par le gonocoque, l'est d'autant plus que l'infection s'est propagée à l'utérus, tous les exsudats pathologiques de celui-ci s'éliminant par son canal, et, dans ces conditions, il est trop évident que tout traitement utérin de la métrite, sans traitement vaginal concomitant, n'aurait que peu de chances de succès.

CHAPITRE VIII

VALEUR ET AVANTAGES DE L'IONISATION ZINCIQUE COMME TRAITEMENT DE LA MÉTRITE

Démontrés par les résultats pratiques, la valeur et les avantages de l'ionisation zincique dans le traitement de la métrite se déduisent aussi logiquement en théorie, de l'adaptation parfaite de son mode d'action à la nature même du mal à combattre.

A une infection intra-cellulaire comme celle réalisée dans la métrite blennorragique, tant en raison de l'anatomie de l'organe touché que de la puissance de pénétration intra-tissulaire du microbe infectant, il faut de toute évidence une action bactéricide pénétrante et profonde.

Or, la thérapeutique des ions en général n'est pas autre chose qu'une thérapeutique d'imprégnation cellulaire de médicaments déterminés.

De plus, si *le gonocoque affecte tout particulièrement comme habitat d'élection les culs-de-sac glandulaires*, l'analyse des faits démontre d'autre part que *les ions s'engouffrent avec une prédilection marquée dans la profondeur de ceux-ci.* Quoi d'étonnant, dès lors, à la remarquable efficacité de leur action qui n'a plus rien de commun avec celle qui peut résulter des injections intra-utérines, des drainages, des tamponnements, des pansements et même des écouvillonnages et des curettages !

Si l'ionisation zincique en effet, du fait de son mode d'action, n'est pas justiciable du reproche d'insuffisance de pénétration formulé contre la plupart de ces traitements, elle ne l'est pas plus de celui d'insuffisance de destruction des éléments muqueux infectés formulé contre l'écouvillonnage et le curettage puisqu'à l'encontre de ceux-ci elle ne respecte aucun cul-de-sac glandulaire infecté, laissant à tous d'ailleurs assez de vitalité pour assurer leur prolifération et la *restitutio ad integrum* de la muqueuse.

Puis, avantage inestimable, l'ionisation zincique est *un traitement de douceur.*

Pour la réaliser, point n'est besoin d'anesthésie chloroformique. Point de ces tiraillements sur l'organe malade pour le ramener à l'orifice vaginal à l'aide de pinces, point de dilatations forcées ou d'appareils à demeure, point de ces grands délabrements de grattage à l'aide de curettes tranchantes, point de risques d'infections secondaires par ouverture de vaisseaux en terrain septique, puisque pas d'effusion d'une goutte de sang...

Aussi bien, le traitement n'entraîne-t-il aucune suspension des occupations quotidiennes, travail, visites ou promenades, et pour plus d'une malade venue se confier à nos soins, la cure ne fut que l'occasion d'un agréable séjour à Paris, en pleine liberté d'action, sans aucun régime à suivre, sans même la promiscuité fastidieuse d'une maison de santé.

Quant à sa durée, elle est aussi réduite que possible, puisque trois semaines et souvent quinze jours suffisent à parfaire l'œuvre de guérison.

Aussi bien l'affirmation de St. Leduc, aux termes de laquelle *il n'est pas une endométrite qu'on ne puisse guérir complètement en quelques séances d'ionisation zincique*, ne doit-elle rien perdre de sa généralité, puisque, en pratique, ce n'est pas seulement la métrite blennorragique, mais encore *la métrite hémorragique* et les métrites de pathogénie indéterminée, même du type dénommé fausse métrite (métrite sénile, métrite de subinvolution, etc.), qui bénéficient de son action bienfaisante, peut-être de ce fait, qu'en dehors de l'action antiseptique de l'ion zinc pour le microbe, et *coagulante pour l'hémorragie*, l'électro-ionisation simultanée de l'organe tout entier lui vaut un réveil de son activité qui aboutit à sa restauration.

En pratique comme en théorie, l'électro-ionisation zincique apparaît donc bien comme le traitement idéal de la métrite en général, et en résumé, *d'application facile* :

Sans douleur et par conséquent sans anesthésie nécessaire ;

Sans traumatisme sanglant et par conséquent sans danger d'infection secondaire ou généralisée ;

Sans suspension des occupations ordinaires pour les patientes ;

D'action relativement rapide ;

D'efficacité certaine ;

Tout le recommande à l'attention des spécialistes et à la confiance des malades.

TABLE DES MATIÈRES

Imp. Jouve et Cⁱᵉ, 15, rue Racine, Paris